AF297639

Te 7³/₅₅

DES
SOINS CONSÉCUTIFS
A LA
TRACHÉOTOMIE

PAR

LE D' P. FISCHER

Ancien interne de l'hôpital des Enfants.

PARIS

ADRIEN DELAHAYE, LIBRAIRE-ÉDITEUR

PLACE DE L'ÉCOLE-DE-MÉDECINE

—

1863

BIBLIOTHÈQUE IMPÉRIALE

DES

SOINS CONSÉCUTIFS

A LA

TRACHÉOTOMIE

> «On a porté la démence au point de proposer la bronchotomie et d'avancer qu'elle était nécessaire ; elle n'est d'aucune utilité. »
>
> (CHAMBON, 1784.)

> «La trachéotomie ne rencontre plus aujourd'hui de contradicteurs que parmi les esprits chagrins, mal intentionnés ou ignorants. »
>
> (TROUSSEAU, 1861.)

La trachéotomie est, de l'avis de tous, la suprême tentative de l'art dans les cas désespérés de croup ; la responsabilité de l'opérateur est donc considérable, et il doit donner tous ses soins au malade, non-seulement dans le but de le conserver à la vie, mais encore de dissiper, par le succès, les préventions fâcheuses répandues dans le public contre la trachéotomie.

En province, malgré les efforts de quelques chirurgiens habiles, la trachéotomie est pratiquée rarement; à Paris même, un certain nombre de médecins en sont restés à l'opinion formulée par Albers et Royer-Collard au commencement de ce siècle (1).

« La trachéotomie compte en sa faveur non des succès, mais des opinions et des analogies. Employée plusieurs fois, et en différents lieux, elle n'a jamais sauvé les malades sur lesquels on l'a pratiquée. Une seule fois elle a réussi, à ce que l'on assure, entre les mains d'un chirurgien anglais, et cet unique exemple n'est même pas constaté d'une manière certaine. Non-seulement cette opération est inutile dans le croup, mais elle peut encore y être suivie de graves inconvénients. Elle ne remplit point son but..... Tant de raisons auxquelles il serait difficile d'opposer des réponses vraiment satisfaisantes, amènent l'auteur à conclure que la trachéotomie doit être entièrement bannie du traitement du croup. »

Certes, une partie des reproches avancés par Albers étaient fondés; mais les perfectionnements apportés au manuel opératoire, aux canules, l'hygiène des opérés, ont changé complétement la gravité de l'opération. Ainsi que nous le disions récemment (2), « 1 succès sur 2,6 à Paris, 1 sur 3,6 en province, 1 sur 3,8 à l'hôpital des Enfants, tel est le bilan de la tra-

---

(1) Rapport sur les mémoires envoyés au concours de 1807, par Royer-Collard. — Mémoire n° 80, par Albers, p. 129, 130; 1826.

(2) *Traitement du croup*, par Fischer et Bricheteau, 2ᵉ édit., p. 97; 1863.

chéotomie dans le croup, telle est la meilleure défense de l'opération. »

Eh bien, j'ai la ferme conviction que l'on peut faire mieux encore, et arriver à ce résultat que j'appelle de tous mes vœux : rendre la trachéotomie assez innocente en elle-même pour qu'elle n'ajoute pas un danger de plus à celui qui menace l'opéré, par le fait seul de la maladie dont il est atteint.

C'est à l'hygiène des opérés qu'il faut demander ce progrès ; MM. Trousseau (1) et Millard (2) ont eu le mérite d'insister sur ce point, et je ne fais que suivre leurs errements en exposant dans ce travail les enseignements que j'ai pris, soit dans les hôpitaux d'enfants durant mon internat, soit dans la pratique civile à laquelle j'ai été initié sous les auspices de mon savant maître, M. le Dr Guersant.

---

(1) *Clinique médicale,* t. I ; 1861.
(2) Thèses de Paris, 1858.

L'ouverture de la trachée produit une amélioration immédiate tellement manifeste, que l'espoir renaît chez les médecins et les parents du malade, lors même que cet espoir doit être prochainement déçu. Après quelques instants employés à provoquer l'expulsion des fausses membranes, l'opérateur place la canule, s'assure qu'elle est suffisante, et quitte le malade; à ce moment commence l'application des soins consécutifs.

§ I. — Vêtements, coucher.

L'enfant est reporté sur son lit qu'on a eu la précaution de faire de nouveau; les draps ont été changés, ainsi que les oreillers; on s'assure que le lit a été réchauffé, et l'on place aux pieds un cylindre d'eau chaude entouré de flanelle.

Le lit le plus commode est le lit de fer, qu'on peut mouvoir facilement; la plume sera proscrite à cause des dépressions où le corps s'enfonce et ne peut se dégager qu'au prix d'un effort, suivi quelquefois de quintes de toux très-pénibles.

Les personnes qui soignent l'enfant pourront circuler librement autour du lit; si l'une d'elles doit nettoyer la canule, changer le linge, exécuter une opération quelconque, elle sera mieux assistée lorsque l'aide se tiendra du côté opposé.

Il est utile de faire placer des rideaux légers au lit; ces rideaux en mousseline protégent l'enfant contre les courants d'air, l'isolent à volonté des objets extérieurs, et lui procurent ainsi le repos des sens nécessaire au sommeil. En outre, ils servent aux fumigations, si l'on a l'intention d'en pratiquer. Je crois, pour ma part, que l'usage de rideaux légers serait vraiment utile dans les hôpitaux d'enfants, où ils sont proscrits, et empêcherait peut-être le développement des affections thoraciques chez les opérés.

Bon nombre d'enfants, en ville, couchent la tête nue; il vaut mieux couvrir leur tête quand ils sont malades : un petit bonnet n'a rien de gênant pour eux, et empêche l'impression de l'air sur la tête en sueur; or les diaphorèses sont très-abondantes chez les enfants atteints de croup et opérés, que cet état soit consécutif à la fièvre traumatique, ou qu'il soit lié à la diphthérie.

Une précaution encore plus indispensable, et à laquelle j'attache une importance absolue, c'est de couvrir de flanelle le tronc et les bras. L'inobservation de ce précepte me paraît grave, et je lui attribue des insuccès. Si l'enfant a porté déjà de la flanelle, on placera le petit gilet sur la peau; s'il n'en a pas l'habitude, on l'appliquera sur la chemise, afin d'éviter les déman-

geaisons que donne, dans les premiers jours, le vête-
ment de laine (1)

Le gilet s'ouvrira aisément au niveau du cou, et
laissera toute facilité aux pansements et au nettoie-
ment de la canule.

Il est bien entendu qu'avant de placer le gilet de flanelle, le cou a dû être nettoyé avec une éponge imbibée d'eau tiède. Presque toujours, après l'opération,
il reste sur cette partie, du sang, des mucosités, des
fausses membranes, qui, en irritant la peau, de-
viennent souvent le point de départ d'un érysipèle ou
d'une diphthérie cutanée.

Quelle que soit la grosseur de la canule, il est rare
que des mucosités ou du sang ne glissent pas entre
l'angle inférieur de la plaie et la plaque de taffetas
gommé sur laquelle repose le pavillon de la canule, et
ne descendent pas ensuite au devant de la poitrine.
Pour remédier à cet état de choses, il est bon de
graisser avec du cérat ou du cold-cream la peau re-
couverte par le taffetas gommé, et de placer au devant de la poitrine une pièce de linge que l'on renouvelle dès qu'elle est souillée. De cette façon, le gilet de
laine reste propre, et ne s'imprègne pas de liquide,
qui, en se desséchant, rendrait son contact irritant.

---

(1) M. Millard conseille d'appliquer sur le dos des opérés
une large plaque de papier chimique; il assure avoir retiré de
bons avantages de ce moyen. Je ne l'ai pas expérimenté.

La chemise de l'opéré sera assez longue pour qu'il
ne puisse se découvrir complétement dans ses mouvements; on mettra des bas de laine si l'enfant est
très-remuant. J'ai vu placer aux pieds, avec avantage, des plaques de ouate entourées de taffetas
gommé. Ce moyen, qui donne aux extrémités une
douce chaleur, suivie de sueur, constitue une utile
révulsion; mais il faut avoir soin de changer les
brodequins ouatés dès qu'ils commencent à s'im-
biber.

Enfin le cou sera entouré d'une cravate de gaze,
mousseline, ou tarlatane, qui passera *au devant de la
canule*. Les avantages de la cravate sont sanctionnés
par l'expérience; cette simple mesure hygiénique a
sauvé plus d'enfants qu'on ne saurait le croire.

Le but que remplit la cravate est le suivant : ré-
chauffer l'air appelé à travers son tissu pour pénétrer
dans la canule; s'opposer, par conséquent, à l'entrée
dans les bronches d'un air froid, source des pneu-
monies et des bronchites capillaires si fréquentes; en
outre, les mucosités chassées par le malade restant
déposées sur la cravate, permettent d'apprécier l'état
de l'expectoration et de suivre ses modifications en
bien ou en mal.

La cravate doit être renouvelée très-souvent; on se
guidera sur la fréquence de la toux et la quantité de
crachats rendus par le malade. Il ne faut jamais laisser
trop longtemps en place une cravate souillée; son
tissu imbibé de mucosités s'applique alors comme
une soupape sur l'ouverture de la canule, diminue le

volume de la colonne d'air qui pénètre dans les poumons, et provoque des inspirations forcées, toujours dangereuses.

En hiver, dans les temps très-froids, on peut sans inconvénient placer autour du cou, outre la cravate, un cache-nez en laine douce, à mailles larges, et de peu d'épaisseur.

---

§ II. — **Appartements**.

Les chambres vastes conviennent mieux que les petites pièces où d'ordinaire couchent les enfants. En général, on choisira la chambre de la mère pour y coucher l'opéré. Là, l'encombrement sera moins à craindre, et l'air ne sera pas vicié à la fois et par l'enfant, et par les personnes qui le soignent.

On veillera à ce que la température soit entretenue à un degré à peu près constant; en hiver, et lorsqu'il est nécessaire d'avoir du feu, un thermomètre servira de guide.

Le renouvellement de l'air est une condition assez importante, et qui exige néanmoins de grandes précautions. Quand on néglige l'aération, les enfants sont fatigués, accablés, sans énergie; l'appétit languit, le sommeil est léger, de courte durée. Dans le cas contraire, ces fonctions se raniment.

Mais, si l'aération est pratiquée sans précautions suffisantes, on a à redouter l'impression d'autant plus directe du froid que la longueur de la colonne d'air est diminuée par la présence de la canule sur le trajet de l'arbre aérien.

Afin d'éviter ces dangers, voici les précautions à prendre:

Jamais les fenêtres de la chambre où est couché l'enfant ne seront ouvertes: on ouvrira celles de la chambre la plus voisine, en ayant soin de fermer la porte de communication. La chambre voisine ayant été suffisamment aérée, la porte sera largement ouverte, et un air pur viendra se mélanger à l'air de la chambre du malade. Pendant ce temps l'opéré sera bien couvert et entouré des rideaux du lit ; j'ai remarqué souvent après l'aération une diminution notable dans la fièvre et une sensation de bien-être se traduisant par le sommeil.

Le lit du malade ne sera jamais situé entre deux portes et exposé à des courants d'air inévitables par suite des allées et des venues. De même on se gardera de le placer entre une cheminée et une porte ou une fenêtre.

Il faut que le médecin use de son influence pour éloigner de la chambre du malade toute personne inutile au traitement. Une garde intelligente suffit à presque toutes les exigences, et doit seule passer la nuit, à moins qu'on n'ait jugé nécessaire la présence d'un médecin, et, dans ce cas même, le médecin pourrait coucher sans inconvénient dans une chambre voisine, prêt à se rendre auprès de l'enfant au moindre symptôme alarmant.

La présence, dans la chambre de l'opéré, des parents,

des domestiques, et surtout des plus dévoués, a de sé-
rieux inconvénients. Et d'abord la possibilité de la
contagion chez des personnes déjà fatiguées par des
veilles antérieures, déprimées moralement et physi-
quement par les inquiétudes, puis leur faiblesse même
à l'égard de l'enfant, faiblesse qui explique leur répu-
gnance extrême à exécuter la moindre chose qui puisse
provoquer ses plaintes. Que de fois n'ai-je pas vu des
parents laisser une canule s'engouer complétement,
parce que l'enfant ne voulait pas qu'on touchât son
cou !

Enfin le contact d'êtres qu'il aime, qu'il connaît,
rend le malade volontaire, indocile, capricieux, et fait
perdre toute autorité aux étrangers qui le soignent.

La conduite du médecin, dans ce cas, paraîtra sé-
vère et pourra être blâmée, mais elle est dictée par une
nécessité impérieuse ; on l'accusera de dureté quand il
rendra les visites des parents aussi rares que possible,
mais cette prétendue dureté est basée sur la connaissance des sentiments des enfants. Presque toujours
leurs affections sont de courte portée : ils aiment
d'autant plus les gens qu'ils les voient plus souvent,
ils les oublient vite, et si l'on a su leur plaire, leurs
nouvelles sympathies, sans effacer entièrement les
anciennes, les remplacent ; c'est une expérience que
les mères font tous les jours, et j'en ai connu qui pleu-
raient en s'assurant que la voix du sang n'est une vé-
rité que lorsque la réflexion s'y ajoute.

Il ne m'a jamais été plus facile de soigner les enfants que lorsque je restais seul auprès d'eux avec une

garde; loin de se dérober à mes mains quand il était nécessaire de saisir leur canule, ils tendaient le cou sans appréhension.

---

§ III. — **Nourriture**.

Les saignés locales, l'émétique et la cautérisation, aidés de la diète, ont tué beaucoup plus d'enfants qu'on ne pourrait l'imaginer, cependant la restriction des aliments était logique d'après l'interprétation théorique de la diphthérie ; la malheureuse équation : inflammation $=$ diète, avait sa raison d'être. Aujourd'hui elle est un peu surannée, les travaux d'ensemble sur la diphthérie ayant démontré clairement que cette redoutable maladie n'était combattue avec succès que par les toniques.

L'alimentation tient donc le premier rang dans le traitement du croup avant comme après la trachéotomie.

L'opération ayant été pratiquée, l'enfant doit prendre des forces pour laisser la nature achever la guérison, et pour réparer les désordres qui suivent une opération grave, précédée de plusieurs nuits sans sommeil.

Est-ce à dire qu'on doive forcer le malade à prendre des aliments et employer la violence ? nullement ; mais il faut avoir sans cesse à l'esprit que l'alimentation est le secret de la guérison, et chercher sans relâche à atteindre ce but. Quelquefois tous les efforts sont vains, rien ne peut vaincre l'horreur des enfants pour les aliments ; ils meurent littéralement de faim, l'alimentation artificielle même est inutile, mais la cause de cette fâcheuse disposition peut être conjurée. L'examen de la bouche montre alors des fausses membranes épaisses, une tendance à la généralisation de la diphthérie, qui réclame une thérapeutique spéciale, ou bien on découvre des eschares étendues, une stomatite suraiguë déterminée par la cautérisation à outrance, telle qu'on la pratique encore trop souvent pour le malheur des enfants. La souffrance que réveille le passage des boissons est tellement atroce que les enfants les repoussent convulsivement; ils ont gardé d'ailleurs le souvenir des cautérisations préalables et n'osent plus desserrer les mâchoires.

En général, durant les premières quarante-huit heures, les malades ne demandent pas à manger. La fièvre traumatique survenant de six à huit heures après l'opération rend compte de leur inappétence, mais la soif est assez vive ; on profitera de cette circonstance pour donner du lait coupé et tiédi, du bouillon léger, ou une tisane pectorale quelconque. Il est rare que ces boissons soient bien accueillies, les enfants préfèrent de beaucoup l'eau rougie avec un peu de bordeaux, et quelques-uns ne veulent pas d'autre boisson.

Après quarante-huit heures, si la fièvre tombe, le médecin songera à alimenter sérieusement, et c'est alors qu'il doit faire appel à toute sa patience et à toute son imagination. Certains malades prennent sans difficulté ce qu'on leur offre : chocolat, café au lait, bouillon, etc., mais d'autres refusent, soit parce qu'ils n'ont pas d'appétit, soit parce que ces aliments ne leur plaisent pas. Il faut alors chercher ce qui peut exciter leur convoitise, et partant leur appétit ; il n'y a guère d'exclusion que pour les substances notoirement indigestes : j'ai vu, pour le premier repas, attendu avec tant d'anxiété, les malades manger des huîtres d'Ostende, du fruit, de la pâtisserie ; qu'importe, l'éveil est donné à l'estomac et dès lors il fonctionnera bien à moins de graves complications. Plus tôt les enfants mangeront, plus tôt aussi leur guérison sera complète ; l'appétit, dès qu'il se déclare, annonce la cure mieux que tout autre signe.

Les jours suivants la dose des aliments sera un peu augmentée, en ayant soin de laisser un certain intervalle entre les repas, plusieurs heures au moins. Le repas est suivi ordinairement de sommeil.

Le vin sera permis en petite quantité, avec des biscuits légers, M. Guersant prescrit même du vin de quinquina le matin et parfois du café noir. A l'hôpital des Enfants, on administre avec avantage le quinquina au café. Les aliments solides, et surtout le pain, seront donnés au bout de cinq à six jours seulement ; ils provoquent parfois des douleurs vives dans l'œsophage et le pharynx.

§ IV. — État du tube digestif.

il est d'observation qu'après la trachéotomie on n'a
jamais à s'occuper de l'état de la bouche, même dans
les cas d'angine très-prononcée. A moins que la diphthérie ne se généralise, elle s'éteint pour ainsi dire
sur place, tout traitement local étant inutile.

Cette circonstance est importante à noter, si l'on
en tient compte on évitera au malade les médicaments topiques, astringents ou escharotiques, dont
l'influence est si déplorable après la trachéotomie.
Que craint-on d'ailleurs? L'extension des fausses membranes dans le nez, le pharynx..... Mais rien alors ne
peut lutter contre cette complication nouvelle qui dé-
cèle simplement le caractère de malignité de la maladie. Ce ne seront pas les topiques qui pourront agir
avec efficacité dans ce cas, mais bien les moyens généraux. La médication trop active, je dirai même plus,
tracassière, est un des écueils de la médecine infan-
tile; appliquée au croup, elle a inspiré une confiance
illimitée, exclusive, dans les topiques; de là ce précepte, jadis tout-puissant, de poursuivre partout la
fausse membrane, de chercher à la détruire par tous
les moyens, comme si l'on extirpait la diphthérie en
anéantissant ses produits pathologiques.

Néanmoins, si l'enfant se plaignait de la bouche, un
collutoire boraté, un glycérolé au tannin, du jus de
citron, ne seraient pas à rejeter. De même, dans la
diphthérie nasale on a proposé la poudre d'alun, le

sous-nitrate de bismuth ; mais ces moyens sont rarement efficaces, le jetage dans la diphthérie étant un symptôme fort grave, ainsi que M. Trousseau l'a démontré, et je n'ai vu pour ma part qu'un seul cas de guérison de croup compliqué de coryza couenneux.

Il est utile de s'enquérir si l'enfant a été à la garderobe ; la réponse étant négative, on doit recommander d'y présenter souvent le malade qui ne peut, par suite de son opération, indiquer ses besoins. Malgré cette précaution, si l'on n'obtient pas d'évacuations, on prescrira une cuillerée ou deux d'huile de ricin ; mais il suffit le plus ordinairement de donner quelques pruneaux pour provoquer une garde-robe satisfaisante.

L'emploi, avant l'opération, de l'émétique, du kermès, de l'oxyde blanc d'antimoine, de l'ipécacuanha ou du sulfate de cuivre, est suivi trop souvent de diarrhée, complication fâcheuse qui épuise des forces que l'on a intérêt à ménager ; les préparations antimoniales ont principalement ce triste privilége, et l'effet contro-stimulant qu'on ne cherchait pas à déterminer peut survenir et conduire à la mort. Aussi le traitement par l'émétique me paraît-il aussi pernicieux que les émissions sanguines.

On luttera contre ces chances défavorables en employant les toniques : vin, quinquina, et en administrant des quarts de lavement d'amidon, d'albumine, de sous-nitrate de bismuth, de craie, etc.

§ V. — Sécrétion urinaire, état de la peau.

La sécrétion urinaire ne donne lieu à aucune remarque spéciale. Les urines sont peu abondantes, rougeâtres, fébriles. On y trouve quelquefois de l'albumine en assez grande quantité, mais ce symptôme n'a rien de constant et n'a pas d'importance pronostique. Il n'est nullement en rapport avec les signes d'asphyxie; on le rencontre plus fréquemment peut-être dans l'angine couenneuse ou le croup compliqué.

J'ai recherché avec soin le glycose dans les urines, j'avoue n'en avoir point trouvé de traces, même dans la période asphyxique; j'avais été conduit à ces recherches par la théorie de M. Reynoso sur la glycosurie chez les individus dont le poumon fonctionne d'une manière insuffisante, et les résultats de mes analyses ne sont nullement confirmatifs de ces données.

L'éruption scarlatiniforme dans la diphthérie est fort rare en ville, plus commune dans les hôpitaux ; c'est un fait intéressant dont nous devons la connaissance à M. le Dr Sée, mais qui n'a que peu d'importance.

Les sueurs profuses sont beaucoup plus fréquentes ; il faut les surveiller afin d'empêcher le refroidissement; trop abondantes, elles indiquent de la gravité dans l'état général, la plupart des enfants qui succombent à la diphthérie maligne étant couverts d'une sueur froide et visqueuse, copieuse à la face.

§ VI. — **Respiration**.

Toute l'attention du médecin doit être concentrée sur l'état des voies respiratoires, c'est là seulement qu'il trouvera les éléments d'un pronostic presque infaillible.

Après l'opération, l'auscultation sera pratiquée avec soin en arrière du thorax de haut en bas, la percussion comparative ne sera pas oubliée. Il arrive qu'on reconnaît alors des symptômes désespérants qui avaient pu échapper avant l'opération à cause de l'affaiblissement du murmure vésiculaire; tels sont sont les signes d'une pneumonie lobaire ou lobulaire, d'une bronchite capillaire simple ou pseudo-membraneuse. Il va sans dire que dans ces cas la mort est presque certaine avant peu de jours.

Si au contraire l'expansion vésiculaire est normale, le bruit canulaire modéré, il sera permis d'avoir quelque espoir.

Le nombre des mouvements respiratoires ne dépasse pas tout d'abord le chiffre normal, mais peu à peu il augmente, et, cinq à six heures après l'opération, il atteint le chiffre moyen de 30 à 35. Les jours suivants, il reste stationnaire ou dépasse de 5 à 6 ce dernier chiffre. Dans ces conditions je ne vois rien d'alarmant; si, au contraire, dans les premières vingt-quatre heures, on entend 45, 50 inspirations à la minute avec sécheresse de la canule, le pronostic est généralement mortel, et les enfants ne survivent guère plus de deux à trois jours à l'opération.

Pour établir rigoureusement le nombre moyen des inspirations il faut, autant que possible, tenir compte des inspirations durant la veille et le sommeil, et ne pas prendre comme définitif le nombre des mouvements respiratoires qui précède ou suit un accès de toux ; on comprend qu'alors il est sensiblement augmenté.

Le son canulaire n'est pas moins important à étudier que le chiffre des inspirations. Lorsqu'il est nul, que l'air entre et sort moelleusement, on est assuré que l'arbre bronchique est sain et privé momentanément de mucosités ; quand il est sec, sifflant, rappelant le bruit d'une scie ou d'une lime, on doit craindre le développement d'une pneumonie.

Un gargouillement muqueux, suivi bientôt de toux, annonce que des mucosités épaisses obstruent la canule ou se présentent à son orifice interne ; il faut alors sans retard retirer la canule interne, la nettoyer rapidement en y faisant glisser un écouvillon trempé dans l'eau tiède, la laver extérieurement et la remettre en place. Cette petite opération sera renouvelée aussi souvent qu'on entendra le gargouillement canulaire ; elle permettra l'expulsion successive des mucosités qui, sans cela, s'accumuleraient à l'orifice de la canule, diminueraient le volume de la colonne d'air, empêcheraient les bronches de se vider, et entraîneraient consécutivement le collapsus pulmonaire

qui accompagne presque toujours la bronchite capillaire et la pneumonie lobulaire.

La généralisation de l'emploi de la double canule
par Bretonneau est, depuis la découverte de la trachéotomie, le plus grand progrès qu'on ait réalisé
dans le traitement consécutif à l'opération.

On entend un bruit canulaire particulier, surtout
chez les enfants atteints de diphthérie bronchique :
c'est un râle à bulles très-fines ressemblant au râle
sous-crépitant; la toux est en même temps presque
continuelle, et la canule interne ne contient qu'une
très-petite quantité de liquide mousseux, aéré, à fines
bulles, sans mucosités caractérisées, de couleur blanche ou rosée. Ces signes coïncident avec une aug-
mentation du nombre des mouvements respiratoires ;
le pronostic est alors mortel, et, en constatant ces
symptômes si graves, j'ai pu prédire la fin prochaine
d'enfants dont la physionomie, l'aspect extérieur pa-
raissaient rassurants.

Les conditions nouvelles de la respiration, créées
par la trachéotomie, ont une influence directe sur
une muqueuse aussi délicate que celle des bronches.
La bronchite consécutive à la trachéotomie est donc
constante, je dirai plus, elle est utile, et son absence
est pour moi d'un pronostic fâcheux : plus un enfant
crache, plus son expectoration est épaisse, muqueuse,
plus aussi augmentent ses chances de guérison.

L'expectoration bronchique, en effet, chasse les
fausses membranes qui auraient pu s'étendre sur les
parois de la trachée; en outre, et si elle est franche-

ment inflammatoire, elle constitue une lésion qui détourne celle qui pourrait envahir le parenchyme pulmonaire.

La bronchite pseudo-membraneuse est au contraire extrêmement redoutable; mais ses signes sont différents, la sécrétion de crachats muqueux ne s'établissant pas.

Loin de s'alarmer de l'invasion de la bronchite, on doit s'en applaudir et favoriser son action par l'emploi des béchiques. Mais, si, après son établissement, on voyait l'expectoration muqueuse se tarir, la canule se sécher, il faudrait agir plus efficacement s'il était temps encore.

L'emploi du kermès, de l'oxyde blanc d'antimoine est malheureusement incertain ou nuisible, la tolérance ne s'établissant pas toujours, ou, si elle s'établit, le contro-stimulisme étant à craindre. On aura recours alors à un moyen bien simple, mais qui m'a donné des résultats remarquables, je veux parler des fumigations émollientes.

L'idée de modifier l'état des bronches par l'air qui y pénètre n'est pas nouveau : Jurine est le premier qui ait préconisé cette méthode, qu'il appliquait du reste assez maladroitement, puisqu'il y associait au début les bains généraux.

« Il est un autre remède que l'auteur emploie fréquemmen dans la première période du croup : ce sont les bains tièdes. Il assure, d'après l'heureuse expérience qu'il en a faite, qu'ils diminuent considérablement l'irritation, calment le spasme et rappellent la transpiration. Ils ont encore un autre avantage, selon lui, c'est que la vapeur aqueuse qui s'en exhale, introduite dans les voies aériennes par la respiration, porte à la fois et un puissant émollient sur l'organe affecté, et un dissolvant efficace sur le mucus coagulé dans la trachée.... C'est par le même principe qu'il conseille les fumigations émollientes, fumigations dont l'utilité lui paraît si grande qu'il a imaginé un appareil particulier pour en faciliter l'usage (1). »

L'appareil de Jurine se composait d'un vase en cuivre recouvert d'un chapiteau percé de trous, et surmonté d'un tuyau de gomme qu'on introduisait dans la bouche du malade. La vapeur arrivait directement dans la bouche, condition fâcheuse, pour peu que le malade ne voulût pas se prêter aux fumigations.

Depuis Jurine, on a proposé les inhalations d'acide chlorhydrique (Bretonneau), de chlore, d'ammoniaque, d'éther ; ces procédés étaient irrationnels et bien propres à provoquer des inflammations meurtrières de l'appareil respiratoire.

Dernièrement, enfin, M. Barthez a employé des inhalations de liquides pulvérulents, au moyen de l'appareil de Salles-Girons. Devant les difficultés et l'efficacité douteuse de cette méthode, nous nous gardons de la préconiser.

Les fumigations émollientes que nous recommandons après la trachéotomie ont pour but de prévenir

----

(1) Rapport de Royer-Collard, 2e édition, n° 61 ; 1826.

le desséchement de la muqueuse bronchique, de ra-
mollir les mucosités, de rendre leur expulsion facile,
enfin, de ranimer la sécrétion si elle s'interrompt.

Il suffit, pour atteindre ce but, d'apporter près du lit
du malade une grande terrine d'eau bouillante, dans
laquelle on a jeté quelques paquets de plantes émollientes : feuilles de guimauve, fleurs d'althéa, etc. Les
rideaux du lit, ramenés au-devant de ce simple appareil à fumigation, emprisonnent une atmosphère
dans laquelle le malade est placé. Au bout de quelques minutes, la respiration devient plus facile, plus
calme; des crachats sont expulsés, et le sommeil ne
tarde pas à survenir. On répétera plusieurs fois ce
moyen s'il y a indication.

Grâce aux fumigations, nous avons prévenu des
complications graves; et, lors même qu'elles se sont
déclarées, leurs symptômes sont enrayés pendant quelque temps; la vie de l'opéré se prolonge. Cette dernière circonstance me porte à croire que l'on pourrait
traiter ainsi avec succès les complications thoraciques
du croup bien avérées, mais je manque de faits clini-
ques d'une valeur irréfutable. En somme, c'est le seul
remède qui ait agi comme moyen curatif; il doit donc
être expérimenté; comme moyen préservatif, son ex-
cellence n'est plus discutable.

Lors même que l'expectoration bronchique est
établie, il s'en faut qu'elle soit toujours régulière.
Pour peu que l'enfant dorme durant quelques heures,
les crachats s'accumulent dans les grosses bronches,
et la gêne que cause leur présence finit par inter-

rompre le sommeil. Alors arrivent des quintes de toux répétées. Le médecin doit savoir qu'à ce moment la trachée est remplie de mucosités, et qu'il faut l'en débarrasser au plus tôt. Si l'enfant est déjà assez grand, on lui recommandera de tousser avec force, il sera relevé et mis sur son séant, la canule interne sera enlevée et replacée plusieurs fois. Mais, si l'on a affaire à un enfant très-jeune, qui crache difficilement, soit par faiblesse, soit parce qu'il redoute la douleur d'une expiration forcée et convulsive, on provoquera la toux en chatouillant la muqueuse de la trachée avec une plume de corbeau munie de ses barbes. Enfin, quelques gorgées de boisson finiront par triompher de cette obstruction transitoire, et peu d'instants après le sommeil reviendra.

La présence prolongée de sang dans des crachats muqueux et louables annonce une irritation locale de la muqueuse trachéale en contact avec le bord de la canule; l'enlèvement de celle-ci sera indiqué, sous peine de voir se développer des ulcérations de la trachée.

L'expectoration de fausses membranes est inquiétante si elle se renouvelle souvent; le danger sera d'autant plus grand que les fragments pseudo-membraneux seront plus fins, déliés et ramifiés. Ils annoncent alors une extension du mal à la surface des fines bronches. Il est de règle, dans tous les cas, de conserver dans un verre d'eau les crachats des malades, afin de faire déployer les fausses membranes.

§ VII. — **Troubles de l'appareil respiratoire.**

Les complications les plus fâcheuses sont, comme je l'ai indiqué déjà, la pneumonie franche ou lobulaire, la bronchite capillaire, la bronchite pseudo-membraneuse, la persistance de l'emphysème et de la bronchite.

La pneumonie franche est fort rare à la suite de la trachéotomie, j'en dirai autant de la pleurésie; néanmoins j'ai eu occasion d'observer l'une et l'autre de ces complications, et de les voir se terminer toutes deux par la guérison.

OBSERVATION Ire.

Édouard D....., âgé de 4 ans et demi, est atteint d'une angine couenneuse très-limitée, qu'on cautérise sans succès; le larynx se prend, et, le 21 février 1862, M. Guersant pratique la trachéotomie. Catarrhe bronchique abondant, amélioration, la canule est encore conservée le cinquième jour après l'opération. A ce moment, invasion d'une pneumonie franche bien caractérisée: diminution de la sonorité du thorax à droite et en arrière, souffle considérable, fièvre violente, pommettes rouges, inspirations plus rapides, perte d'appétit, soif. Un vésicatoire est appliqué à gauche et en arrière du tronc. Le douzième jour le malade entre en convalescence. La guérison a été complète.

Nous avions affaire ici à un croup simple non infectieux, ce qu'a bien prouvé l'innocuité de l'application du vésicatoire.

L'observation de pleurésie qui va suivre est celle d'une petite fille que j'ai opérée pour un corps étranger de la bronche gauche.

OBSERVATION II.

Constance V....., âgée de 7 ans, entre, le 30 avril 1861, à l'hôpital des Enfants Malades (service de M. Giraldès). Le 22 avril, elle jouait en recevant à bouche ouverte un haricot qu'elle lançait en l'air, lorsqu'elle fut prise de suffocation. Cet état se dissipa en partie, mais la nuit fut agitée. Pendant deux jours, calme; retour des accidents le 25 avril. Du 25 au 29, état satisfaisant; dans la nuit du 29 au 30, insomnie, dyspnée; le 30, la dyspnée cesse, l'enfant ne se plaint pas.

C'est dans cet état que je reçois la malade à l'hôpital : rien dans son aspect ne fait supposer la présence d'un corps étranger dans les bronches; mais, à l'auscultation, le murmure vésiculaire, distinct dans tout le poumon droit et la moitié supérieure du poumon gauche, est absent dans la moitié inférieure de celui-ci. La sonorité est conservée en bas et à gauche, pas de souffle.

Le diagnostic est donc extrêmement précis : corps étranger obturant la division inférieure de la bronche gauche, et remontant par moments dans la trachée, comme le prouvent les accès de suffocation alternant avec des journées de calme.

Du 30 avril au 9 mai, l'état ne change guère, parfois de la toux et de l'agitation.

Le 9 mai, à deux heures et demie, à la suite de l'ingestion de quelques fragments de biscuit, la malade est prise d'une quinte de toux, bleuit subitement et asphyxie.

On m'envoie chercher en toute hâte, et je procède sur-le-champ à la trachéotomie, malgré l'état de mort apparente de la malade, que l'incision de la trachée ne modifie pas. Pendant dix minutes la respiration artificielle est pratiquée; la muqueuse trachéale est insensible à toute excitation. L'indication était pressante : ranimer la sensibilité éteinte et solliciter une expiration saccadée. Dans ce but, et tout en continuant la respiration artificielle, je pratique la flagellation et la succussion du thorax; des compresses vinaigrées sont placées sur le front, enfin une barbe de plume est introduite profondément dans la trachée.

Ces moyens réussissent enfin : deux expirations se font entendre, elles sont suivies d'une toux sifflante, et les mors de la pince de Guersant saisissent un haricot volumineux; dès lors la respiration devient libre.

Le 10. Fièvre, râle crépitant à gauche.

Le 11. Pouls à 140, souffle pneumonique à gauche.

Le 23. Convalescence de la pneumonie.

20 juin. La plaie est fermée.

Le 29. Fièvre, point de côté à gauche.

1er juillet. Épanchement pleurétique à gauche et en arrière.

Le 7. Convalescence de la pleurésie.

Le 15. La malade quitte l'hôpital guérie.

En résumé, l'invasion de la pneumonie franche ou de la pleurésie, quoique très-fâcheuse, n'est pas néanmoins d'un pronostic aussi grave qu'on le pourrait supposer.

Mais, en revanche, la pneumonie lobulaire, la bronchite capillaire, l'extension des fausses membranes dans les dernières ramifications bronchiques, sont mortelles fatalement. Tous les moyens employés échouent, et le médecin désarmé n'est plus que le triste spectateur d'une asphyxie progressive et irrémédiable.

L'expulsion même en *totalité* de la fausse membrane qui tapisse les bronches n'amène qu'une amélioration passagère, et j'en citerai comme exemple le fait suivant.

OBSERVATION III.

Je fus appelé, en décembre 1861, pour pratiquer la trachéotomie sur une petite fille de 3 ans, reçue dans le service de M. Blache (hôpital des Enfants Malades). L'ouverture de la trachée ne présenta aucune difficulté; mais la respiration ne s'établissant pas librement, j'introduisis dans la trachée une barbe de plume, et j'exerçai quelques succussions sur le dos de l'opérée. Après quelques minutes, et sans qu'il y eût d'autres changements que des quintes de toux très-pénibles, l'introduction de la pince à fausses membranes de Guersant me permit de retirer un énorme paquet pseudo-membraneux de forme ovalaire, et dont l'expulsion fut suivie du rétablissement de la respiration.

Ce paquet, jeté dans l'eau, se déroula et me montra le moule d'un arbre bronchique complet : on y reconnaissait la partie inférieure de la trachée, les deux grosses bronches et des divisions de troisième et quatrième ordre.

L'enfant mourut trente-six heures après l'opération. (*Bulletins de la Soc. anat.*, t. XXXVI, p. 504.)

La persistance d'un emphysème cutané très-étendu est plus effrayante que grave; peu à peu les parties emphysémateuses s'affaissent, l'air infiltré est évacué par la plaie ou même absorbé, et la guérison survient sans encombre. Telle a été la terminaison dans le cas suivant.

OBSERVATION IV.

Blanche H......, âgée de 3 ans, a le cou court, volumineux. Le croup est simple, pas d'engorgement ganglionnaire. L'emploi de la médication vomitive ne peut enrayer la marche de la maladie, et le 29 mai 1863, M. Guersant pratique la trachéotomie.

L'opération est laborieuse; à la suite de l'ouverture de la trachée, emphysème de toute la face, du cou, et de la région thoracique supérieure. Cette complication disparaît au bout de quatre jours.

L'enfant mange et boit immédiatement après l'opération. Le lendemain, ses crachats sont visqueux et abondants; mais leur expulsion est très-difficile, et l'on est obligé de la provoquer en chatouillant plusieurs fois la trachée avec une plume de corbeau, et en ayant souvent recours aux inhalations. La fièvre a été forte, le nombre des inspirations, pendant les trois premiers jours, oscillait entre 45 et 55, ce qui dépendait soit de l'accumulation des crachats, soit de l'emphysème.

Le quatrième jour, la canule est enlevée définitivement: le sixième, je trouve l'opérée se promenant dans sa chambre.

Enfin, on observe fréquemment la prolongation du catarrhe bronchique; quelques médicaments internes ou externes en triomphent facilement, surtout après la fermeture de la plaie du cou.

<hr>

§ VIII. — État de la circulation.

La fièvre ne manque jamais; faible ou forte, elle se manifeste quelques heures après l'opération, et revient presque tous les soirs durant quatre ou cinq jours. La peau est chaude, la face animée, le pouls s'élève de 100 à 150, et même plus; la soif est vive, le malaise, la chaleur, portent les opérés à s'agiter sur leur couche, à se découvrir. Une surveillance rigoureuse est donc nécessaire.

L'élévation du pouls, dans les cas heureux, varie d'après le tempérament, et surtout l'âge ; le nombre des pulsations étant d'autant plus considérable que l'enfant est plus jeune. Quelle que soit l'appréhension que cause la fièvre, on conservera de l'espoir tant que les organes thoraciques fonctionneront bien, car la guérison ne sera que retardée par suite de l'anorexie qui accompagne la fièvre. Mais, si la canule se sèche, si les inspirations atteignent et dépassent 50 à la minute, et que le pouls se maintienne à 145, 150, 160, une complication mortelle doit être soupçonnée.

Après une trachéotomie qui marche bien, l'élévation du pouls, sans accident du côté des voies respiratoires, annonce 9 fois sur 10 une altération de la plaie : ulcération, érythème, et surtout érysipèle.

<hr>

§ IX. — **Fonctions cérébrales.**

Les convulsions, le délire, peuvent survenir après l'opération ; ils ne sont que la conséquence d'une asphyxie trop longtemps prolongée ; l'absorption de sang par la trachée produit les mêmes résultats. La gravité de ces signes n'existe que durant quelques instants ; peu à peu tout rentre dans l'ordre, et les suites de l'opération reprennent leur cours ordinaire.

L'éclampsie des enfants est fort rare ; j'en ai observé un cas intéressant.

OBSERVATION V.

Auguste T....., âgé de 9 ans et demi, est opéré par moi, le 18 avril 1861, dans le service de M. Bouvier. Le lendemain de l'opération, les symptômes de l'éclampsie la plus grave se déclarent : roideur tétanique des membres, globes oculaires convulsés, figure et lèvres bleuies, perte de connaissance, insensibilité complète. Cet état dura quatre à cinq heures ; j'enlevai la canule à diverses reprises ; des frictions, des sinapismes furent prescrits. Enfin je pratiquai la faradisation du nerf diaphragmatique, sans aucune apparence de succès. Je quittai l'enfant en croyant sa mort imminente.

Le soir, l'éclampsie avait disparu, et avait fait place au sommeil.

Le malade sortit guéri le 6 juin, après avoir échappé de nouveau aux dangers d'une vaste ulcération de la plaie du cou.

Le sommeil des opérés de trachéotomie se déclare presque immédiatement après l'ouverture de la trachée. Il dure une à deux heures environ, et il est sage de le respecter ; mais cette concession faite à la fatigue, il faut réveiller l'enfant, et provoquer l'expulsion du sang, des mucosités, des lambeaux de fausses membranes qui obstruent le canal aérien, et qui y resteraient si l'on accordait plus de latitude au sommeil.

Après les repas, les opérés s'endorment, et durant la

nuit le sommeil n'est interrompu que par les quintes de toux. Il est facile de nettoyer la canule sans provoquer le réveil.

Quand la diphthérie est généralisée, on observe une somnolence, une torpidité persistantes, qui ne sont modifiées qu'à la dernière période, lorsque tous les muscles inspirateurs se contractent énergiquement pour appeler de l'air dans les poumons.

L'état moral des enfants soulève quelques indications. Quand la maladie prend une bonne tournure, on permettra les distractions, on donnera des jouets, des images qui occuperont paisiblement l'opéré, et permettront à l'expectoration d'être plus facile, le malade se tenant sur son séant.

Après une ou deux heures consacrées aux jeux, on cherchera à obtenir du sommeil. Si celui-ci tardait trop à se manifester, on pourrait faire promener l'enfant sur les bras de la garde, mais en l'enveloppant convenablement.

On ne recourra jamais aux opiacés, que leur action sur la sécrétion bronchique contre-indique formellement. Du reste, l'opium est si variable dans ses effets sur les enfants, qu'on n'est jamais certain de lui voir déterminer la sédation qu'on cherche à obtenir.

---

§ X. — **Pansements.**

Le premier pansement est effectué vingt-quatre ou trente-six heures après l'opération. Il est inutile d'insister sur son opportunité, l'état de la plaie réclamant toute l'attention du chirurgien.

Dans ce pansement, on change rapidement les liens et la rondelle de taffetas gommé; les canules sont nettoyées avec soin, et le chirurgien, sans quitter le dilatateur pour parer à l'asphyxie qui peut se présenter, examine les lèvres de la plaie, que M. Guersant a l'habitude de cautériser légèrement. A l'hôpital des Enfants, on emploie tantôt ce procédé, tantôt on projette sur la solution de continuité quelques gouttes de jus de citron, surtout si les surfaces sont grisâtres ou envahies par la diphthérie.

Le cou est ensuite nettoyé avec une éponge imbibée d'eau tiède, et l'on peut même, en appliquant celle-ci sur la plaie, forcer l'air à traverser le larynx. Mais cette manœuvre n'a pas d'utilité lors du premier pansement, car je ne connais pas d'exemple d'ablation définitive de la canule, avant le troisième ou le quatrième jour.

Je rejette complétement les instillations dans la trachée et l'écouvillonnement, dont la valeur est suffisamment jugée.

On découvre très-souvent, dans le voisinage de la plaie, un érythème plus ou moins intense qui cède aux applications de cérat ou de cold-cream. L'érysipèle est fâcheux à cause de la réaction fébrile et de l'anorexie qui l'accompagnent, mais il ne compromet la vie qu'exceptionnellement. On y remédiera en poudrant la peau malade avec de l'amidon, moyen que je préfère aux lotions émollientes; en outre, on aura recours aux dérivatifs intestinaux.

L'ulcération de la plaie et son agrandissement retardent longtemps sa fermeture, et donnent lieu à une cicatrice froncée et difforme. C'est dans ce cas que le pansement au vin aromatique, au jus de citron, à la glycérine, m'a paru être suivi de bons résultats.

Dès le troisième jour révolu, on tentera l'enlèvement définitif de la canule. La plaie étant fermée avec une petite éponge ou un plumasseau de charpie, on examinera les conditions dans lesquelles se produit le passage de la colonne d'air par la bouche. Dans les cas favorables, l'enfant, après quelques instants d'agitation, respire paisiblement, sa toux est sonore, et la voix revient, mais moins claire qu'à l'ordinaire. On est assuré du passage facile de l'air dans le pharynx, quand le petit malade peut éteindre une bougie, ou ternir rapidement une glace que l'on présente devant sa bouche ou ses narines.

Si au contraire la dyspnée se déclarait, on remettrait l'ablation définitive au lendemain. L'ablation temporaire a le grand avantage de soustraire pendant quelque temps les parois trachéales au contact dangereux de la canule.

M. Trousseau ne conseille l'ablation définitive de la canule qu'au bout d'une semaine. Je considère ce terme comme trop éloigné, et la pratique de M. Guersant et des médecins de l'hôpital des Enfants compte des résultats brillants par l'ablation pré-

maturée, dès qu'on la juge possible. La conservation
de la canule dans la plaie conduit fatalement aux
ulcérations de la trachée, et quand celles-ci sont dé-
veloppées, quand le cartilage est atteint, la canule
ne peut plus être enlevée sans danger de suffocation
immédiate ; les malheureux enfants sont condamnés
à porter la canule un mois et davantage, heureux
quand cet état ne se prolonge pas durant toute leur
carrière.

La canule étant enlevée, il suffit de placer sur la
plaie un petit linge troué, cératé, et recouvert d'un
plumasseau de charpie ; ce pansement léger est main-
tenu par une cravate. On a proposé d'affronter les
bords de la plaie au moyen de bandelettes de diachy-
lon ou de taffetas d'Angleterre ; mais en agissant de
la sorte on s'oppose à l'issue des crachats qui se fait
encore par la plaie durant deux ou trois jours, et qui
nécessite quatre ou cinq fois en vingt-quatre heures
le renouvellement du pansement.

A la fin de la semaine, les bords de la plaie sont
réunis ; au fond on aperçoit une ouverture arrondie
de 2 à 3 millimètres de diamètre ; quelques goutte-
lettes de pus suintent sur le pansement. La cicatrisa-
tion définitive est complétée du douzième au quin-
zième jour. Durant le premier mois, le cou conserve une
teinte légèrement bistrée, la cicatrice est rose, mais
plus tard on ne la reconnaît qu'à un petit trait blanc
à peine visible.

Dès que la canule sera définitivement enlevée, on permettra aux enfants de se lever dans leur chambre ; la

première sortie ne sera accordée qu'après la cicatri-
sation ; le cou restera entouré d'une cravate de laine
jusqu'à la fin de la convalescence.

---

§ XI. — Contagion.

L'hygiène des personnes qui approchent un enfant
atteint du croup est malheureusement très-impor-
tante à surveiller. Les exemples de contagion sont
aujourd'hui si avérés qu'un médecin serait coupable
de les oublier.

Les frères et sœurs du malade doivent être éloignés
immédiatement ; on recommandera à la mère ou à la
personne qui soigne l'enfant de ne se mettre en
contact avec lui que dans le cas d'absolue nécessité,
il faut surtout prohiber les caresses passionnées et
bien excusables de la part d'une mère, qui en est
d'autant plus prodigue qu'elle craint de les donner
pour la dernière fois.

Les personnes qui soignent l'opéré feront des pro-
menades assez longues au grand air ; on examinera
l'état du pharynx à la moindre gêne qu'elles y éprou-
veront.

Le croup ne transmet pas seulement l'angine couenneuse ; l'angine simple est très-fréquente chez les personnes exposées à la contagion (1).

---

(1) Ce fait étrange a été signalé d'abord par M. Guérard

Voici quelques exemples de contagion que j'ai pu observer.

« Édouard D....., opéré rue Scipion par M. Guersant. La mère contracte une angine simple avec exsudation pultacée. La religieuse qui veillait est atteinte d'une angine couenneuse très-grave. »

« Blanche H....., opérée rue de Grammont par M. Guersant. La bonne, qui ne l'a pas quittée depuis l'opération, présente une plaque pseudo-membraneuse sur l'amygdale gauche. Une domestique qui l'a veillée deux nuits est prise d'angine et de laryngite simple. »

« Louise X....., opérée rue de la Perle par M. Guersant; angine couenneuse bénigne chez la mère. »

A ces exemples faut-il joindre ceux de Blache fils, de Gillette, de Valleix, de Gendron, pour convaincre les adversaires de la contagion? Rappelerai-je enfin la mort affreuse de Rose Chéri succombant aux atteintes de la diphthérie qu'elle avait contractée en soignant son enfant avec un admirable dévouement !

Ici s'arrête ce travail que j'ai cherché à rendre pratique avant tout. L'observation des préceptes que je

---

(Société des hôpitaux, 25 août 1858), et confirmé par M. Peter (Thèses de Paris, 1859).

rappelle m'a peut-être aidé à contribuer aux succès obtenus par mon maître M. Guersant durant une période d'un an environ (1862-63).

Sur 9 opérés de trachéotomie, 5 ont guéri, ce qui donne la proportion de une guérison sur deux, résultat vraiment exceptionnel, et que je soumets sans commentaire à l'attention de mes confrères.

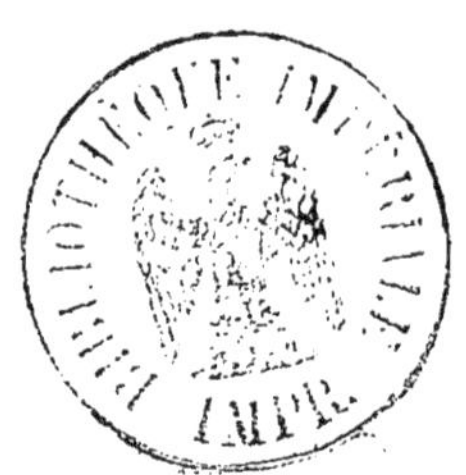

A. PARENT, Imprimeur de la Faculté de Médecine, rue Monsieur-le-Prince, 31.

www.ingramcontent.com/pod-product-compliance
Ingram Content Group UK Ltd.
Pitfield, Milton Keynes, MK11 3LW, UK
UKHW022218070726
13613UKWH00004B/1743